OBSERVATIONS

OZONOMÉTRIQUES

PAR M. BÉNARD

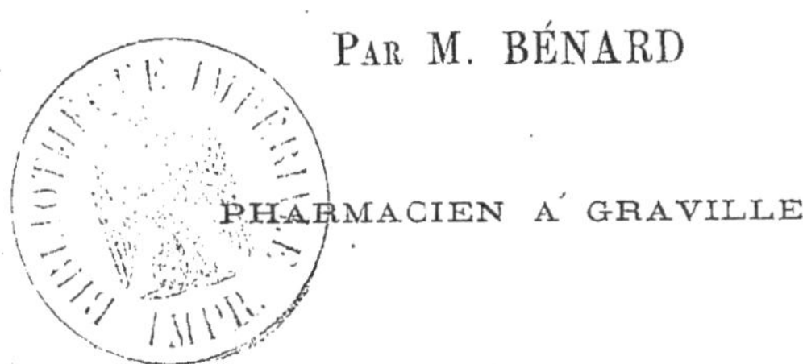

PHARMACIEN A GRAVILLE

HAVRE

IMPRIMERIE LEPELLETIER, PLACE LOUIS-PHILIPPE, 12.

1862

OBSERVATIONS OZONOMÉTRIQUES [1]

PAR M. BÉNARD

Il y a vingt ans M. Schœnbein, cherchant à se rendre compte de l'odeur dégagée pendant la décomposition de l'eau par la pile, fit des expériences qui le portèrent à considérer cette odeur comme due à un corps élémentaire nouveau analogue au chlore et au brôme. Il nomma ce corps *Ozone*.

Longtemps après, M. Schœnbein publia ses recherches à ce sujet et c'est alors que l'attention d'un très grand nombre de savants fut attirée sur ce nouveau corps.

NATURE. — Des expériences de MM. Marignac Fremy et Becquerel, il résulte que l'ozone doit être considéré non comme un corps nouveau, mais comme de l'oxigène électrisé. L'ozone serait de l'oxigène dans un état particulier, (oxigène à l'état naissant) facilitant ses combinaisons avec les autres corps, ce serait de l'oxigène actif, positif.

PRÉPARATION. — L'ozone se produit naturellement dans

---

(1) Ce qui suit est extrait de l'ouvrage de M. Scontetten.

l'atmosphère, partout où il se fera des courants électriques ou des décharges naturelles, c'est *l'ozone atmosphérique*.

On peut aussi se procurer de *l'ozone chimiquement* par des procédés connus et déterminés. Partout où se forment des combinaisons chimiques avec dégagement d'oxygène il y a formation d'ozone.

L'ozone se produit surtout dans les circonstances suivantes :

1° Par l'électrisation de l'oxygène qui s'échappe de l'eau ;

2° Par l'électrisation de l'oxygène secreté par les plantes ;

3° Par l'électrisation de l'oxygène dégagé dans les actions chimiques ;

4° Par les phénomènes électriques réagissant sur l'oxigène de l'air atmosphérique.

Propriétés physiques. — L'ozone est incolore, son odeur est pénétrante, nauséabonde ; on l'a comparée à celle du chlore, du phosphore en combustion.

Propriétés chimiques. — L'ozone est le plus puissant agent d'oxydation connu ; il oxyde à froid l'argent et le mercure lorsqu'ils sont humides ; il décompose la dissolution d'iodure de potassium, qui prend alors une teinte jaune très marquée.

Si l'ozone est parfaitement sec et que les métaux le soient également, l'oxydation n'a pas lieu.

Sur l'eau pure l'ozone est sans action ; cependant, par un contact prolongé, ce gaz s'y dissout.

L'oxygène électrisé provenant de la pile et qui a perdu ses propriétés oxydantes, peut, après l'action de l'iodure de potassium, reprendre son activité chimique et son odeur, lorsqu'on le soumet à l'action de l'étincelle électrique. Cette expérience peut être répétée sur le même gaz un grand nombre de fois.

Lorsqu'on fait passer de l'ozone dans un tube chauffé à 250°, il est entièrement détruit. Il en est de même à la température ordinaire, avec le charbon.

L'ozone détruit promptement les matières colorantes organiques, ainsi que les matières ligneuses et albumineuses ; il se combine chimiquement avec le chlore , le brome et l'iode en présence de l'eau ; il se forme alors des acides chlorique, bromique, iodique. L'air atmosphérique fortement ozonisé, en présence de l'eau de chaux, produit des quantités appréciables de nitrate de chaux.

L'ozone se combine directement avec le gaz oléfiant sans se décomposer ; et détruit l'hydrogène sulfuré et l'hydrogène sélénié, etc., et change les acides sulfureux, nitreux, etc., en acides sulfurique, nitrique, etc.

L'ozone précipite le peroxide de plomb d'une dissolution alcaline ou d'acétate de ce métal. Il décompose rapidement tous les sels de protoxide de manganèse, soit à l'état solide, soit à l'état de dissolution, en produisant du peroxyde. Il résulte de là qu'une bande de papier sèche et imprégnée de sulfate ou de chlorure de manganèse, peut servir de réactif pour reconnaître l'ozone. Un autre réactif très sensible, est une bande de papier amidonnée, renfermant une très petite quantité d'iodure de potassium ; nous en reparlerons plus loin.

Une dissolution de ferrocyanure de potassium est transformée par l'ozone en ferricyanure rouge. La même transformation s'opère encore sur un cristal de ferricyanure jaune suspendu dans un flacon renfermant une atmosphère fortement ozonisée.

Un grand nombre de sulfures métalliques sont rapidement transformées par l'ozone en sulfates, notamment les sulfures de fer, de plomb, de cuivre et d'antimoine.

L'ozone est promptement absorbé par un grand nombre de substances végétales et animales, telles que l'albumine, la caséine,la fibrine, etc. Il détruit rapidement tous les miasmes oxydables. C'est l'agent le plus puissant de désinfection.

Mais un des faits les plus intéressants de l'histoire de l'ozone, pour le médecin et le physiologiste, c'est l'action produite par cet agent puissant sur l'économie animale : il excite les poumons, provoque la toux, la suffocation, et finit par devenir une substance délétère et suffisamment toxique pour occasionner la mort.

Pour démontrer l'existence de l'ozone, le seul réactif employé aujourd'hui est un papier préparé à l'amidon et à l'iodure de potassium.

Pour faire les observations ozonométriques, on suspend une bandelette de papier préparé dans un endroit abrité, où l'air ait un libre accès. Il ne doit pas recevoir directement les rayons du soleil, être éloigné, le plus possible, des lieux d'aisance et autre foyer de dégagement de vapeurs et de gaz destructeurs de l'ozone.

La durée de l'exposition d'une bandelette est de douze heures, après lesquelles elle est trempée dans l'eau. La coloration que prend le papier mouillé est comparée à l'échelle ozonométrique, et le chiffre de la teinte est porté sur l'éta de consignation des observations journalières.

On fait deux observations en vingt-quatre heures, une de jour et une de nuit.

Que se passe-t-il lorsque le papier se trouve dans l'atmosphère ozonisé ? Il s'opère une décomposition chimique. L'ozone s'empare du potassium qu'il oxyde en mettant l'iode à nu. Ce corps, se trouvant alors en contact avec l'amidon, forme un iodure d'amidon qui se révèle par sa belle couleur bleue, couleur d'autant plus intense que la décomposition est plus considérable.

La découverte de l'ozone a soulevé des questions qu'il serait très intéressant d'élucider.

Quelle est l'importance de son rôle au point de vue chimique, météorologique, physiologique et médical ?

Les observations faites et publiées jusqu'ici sont trop peu nombreuses pour qu'il soit permis d'en tirer une seule conclusion un peu rigoureuse.

Le temps seul permettra d'en faire de vraiment utiles et certaines.

Voici quelques-unes des remarques faites jusqu'à ce jour :

L'air atmosphérique soumis à un courant électrique continu, invisible, ou à une succession d'étincelles, donne de l'ozone.

La courbe de l'électricité atmosphérique ne paraît avoir aucun rapport direct avec la production de l'ozone.

Dans un lieu nullement dominé par les corps avoisinants, la quantité d'ozone paraît plus considérable ; mais, en réalité, l'ozone croît, diminue ou disparaît, selon une foule d'influences *locales*.

Au-dessus des nappes et des cours d'eau, il se forme des quantités d'ozone quelquefois supérieures à celles des couches plus élevées de l'atmosphère, mais toujours de très notables quantités.

Dans les habitations, même après un temps très long, le papier ozonoscopique n'indique jamais la moindre trace d'ozone.

La production de l'ozone est tantôt plus considérable le jour que la nuit, tantôt c'est le contraire qui a lieu. Les observations sont très contradictoires à cet égard.

Quelles relations existent entre l'ozone et l'électricité atmosphérique, la pression barométrique, les orages, les vents, etc. ? Il est encore impossible de répondre à ces questions.

Au point de vue physiologique, l'ozone est considéré comme un stimulant énergique et même comme dangereux à haute dose. L'air libre et ozonisé est utile, sinon absolument nécessaire, à la respiration.

Y a-t-il des maladies produites par diminution ou absence d'ozone ?

Y en a-t-il d'autres occasionnées par excès de ce corps dans l'atmosphère ?

Jusqu'ici le plus grand nombre des observations indique l'absence, ou une diminution très notable, comme coïncidence avec l'apparition d'épidémies cholériques.

L'influence de l'ozone sur la production des fièvres intermittentes paraît douteuse pour quelques-uns, très sensible pour d'autres.

Il paraît probable :

Que le nombre des maladies pulmonaires, et des décès par ces maladies, est à la fois en rapport direct avec l'ozone, et en rapport inverse avec la température.

Lorsqu'il y a beaucoup d'ozone dans l'air, et qu'en même temps la température est basse, le chiffre des affections pulmonaires est très élevé, et les décès, pour cette cause, sont nombreux.

Lorsqu'il y a peu d'ozone dans l'air, et qu'en même temps la température est élevée, le nombre des maladies de poitrine et des décès descend au plus bas.

Lorsqu'il y a beaucoup d'ozone dans l'air, et que la température est élevée, le nombre des maladies des voies respiratoires ne s'éloigne pas beaucoup de la moyenne, mais la mortalité la dépasse souvent.

Lorsqu'il y a peu d'ozone dans l'air, mais que la température est basse, le nombre des maladies pulmonaires est près de la moyenne, souvent au-dessous, et le nombre des décès est beaucoup au-dessous de la moyenne.

Que conclure des expériences , des observations, des résultats statistiques? C'est que parmi les causes externes produisant des affections pulmonaires, l'ozone joue le rôle principal dans notre climat, que celui de la température n'est que secondaire mais que certains vents du nord-est sont plus pernicieux encore que l'ozone.

Le développement des affections rhumatismales paraît avoir aussi des rapports directs avec la quantité d'ozone atmosphérique.

D'après ce qui précède on ne peut douter qu'un agent aussi actif que l'ozone n'ait en effet une influence très grande sur la santé publique, c'est surtout dans ce but que j'ai entrepris les observations, dont je vous offre les résultats dans les tableaux suivants :

Trop et trop peu d'ozone engendre des maladies spéciales, c'est la relation entre la production d'ozone et la nature des maladies qu'il est important de connaître.

Pour rendre les observations ozonométriques intéressantes surtout utiles, il faut avoir à les comparer avec des observations médicales, indiquant chaque jour le nombre de malades nouveaux, la nature des maladies, et le chiffre des décès, en un mot bien connaître la constitution médicale.

Pendant l'épidémie de fièvres intermittentes de l'année dernière, dans les quartiers de l'Eure et de Graville, il eut été intéressant de faire des observations ozonométriques. Je regrette qu'elles n'aient pas été faites ; peut-être aurait-on été fixé sur le rôle de l'ozone dans cette maladie.

Généralement le nombre des malades est peu considérable cette année. Pour les deux mois d'observations que je vous présente aujourd'hui, la moyenne d'ozone est normale; est-ce à cette production modérée, qu'est dû ce résultat? Il est permis de le supposer. Ce serait la confirmation de cette vérité généralement admise.

Est modus in rebus, sunt certi denique fines
Quos ultra citraque nequit consistere rectum.

Observations Ozonométriques faites au Havre

Du 1er Juillet au 1er Septembre 1860.

En Juillet........ la moyenne de nuit a été de............ 10,38
de jour de............ 8,80
En Août......... la moyenne de nuit de............ 11,48
de jour de............ 10,51
En Juillet....... la moyenne nocturne et diurne réunies 9,59
Août................ — — de............ 10,99
Juillet............ le maximum a été le 30 au matin de.. 17,
le minimum le 14 s. et matin de 2,
Août............... le maximum le 19 au soir de..... 21,
le minimum le 25 au soir de..... 3,

En Juillet........ 13 jours ont dépassé la moyenne.
En Août......... 12 — — —
En Juillet........ 18 jours sont inférieurs à la moyenne.
En Août.......... 19 — — —
En Juillet....... la quantité d'ozone a été plus grande la nuit que le jour, 19 et 12 fois inférieure la nuit.
En Août.. 23 et 8 fois inférieure la nuit.
Pour les deux mois la moyenne de nuit est de............ 10,93
de jour de............ 9,65
Pour les 2 mois jours et nuits réunis la moyenne est de.. 10,29

Nota. — Les observations suivantes ont été faites rue Reine-Mathilde, à l'exposition est-nord-est, à 5 mètres 50 c. au-dessus du sol. Elles ont été faites avec le papier Jame de Sedan et comparées sur la gamme ozonométrique du même auteur.

Elles ont été prises à 8 heures 1/2 le matin et à 8 heures 1 2 le soir.

(Voir les tableaux graphiques à la fin de la Brochure.)

Indication des variations de l'Ozone atmosphérique

	Juillet.		Août.	
	Matin.	Soir.	Matin.	Soir.
1	11	8	5	9
2	6	7	10	11
3	12	10	8	5
4	13	8	15	9
5	8	8	9	8
6	8	8	12	12
7	9	7	10	9
8	8	9	11	10
9	13	8	17	13
10	14	9	11	8
11	15	10	8	8
12	4	8	16	11
13	16	9	11	7
14	2	2	7	5
15	4	3	10	8
16	6	13	8	7
17	15	9	13	10
18	14	8	12	15
19	13	9	20	21
20	10	8	15	9
21	5	8	11	8
22	15	11	7	17
23	14	10	12	8
24	15	10	14	10
25	9	9	10	3
26	9	8	13	19
27	7	8	20	10
28	13	9	11	9
29	14	12	12	8
30	17	8	10	10
31	9	9	10	9

Observations Ozonométriques faites au Havre

Du 1er Septembre au 1er Octobre 1860.

	Matin.	Soir.
1	13	9
2	11	10
3	7	9
4	5	10
5	3	8
6	10	9
7	12	12
8	15	13
9	13	12
10	10	11
11	12	10
12	9	4
13	0	0
14	14	10
15	12	8
16	12	10
17	17	3
18	9	5
19	1	10
20	10	9
21	15	7
22	13	10
23	15	13
24	9	21 (plus de)
25	18	2
26	3	2
27	3	3
28	3	15
29	19	17
30	14	12

Pendant ce mois la moyenne de nuit a été de 10,23

La moyenne de jour de 9,13

La moyenne du jour et de la nuit réunis de 9,68

Le maximum a été le 24 au soir de plus 21

Le minimum le 13 matin et soir de 0

En Septembre, 18 jours ont dépassé la moyenne,
— 12 jours sont inférieurs à cette moyenne.

La quantité d'ozone a été plus grande la nuit 20 fois sur 30.

A été inférieure 10 fois sur 30.

Observations Ozonométriques faites au Havre

Du 1er au 31 Octobre 1860.

	Matin	Soir
1	6	8
2	7	6
3	14	9
4	8	6
5	9	8
6	15	0
7	2	4
8	16	6
9	15	10
10	6	9
11	18	19
12	16	3
13	9	8
14	5	9
15	17	2
16	13	6
17	11	0
18	9	10
19	14	9
20	16	5
21	2	0
22	2	0
23	0	0
24	0	0
25	0	0
26	0	0
27	0	0
28	0	0
29	0	0
30	0	0
31	0	0

Pendant ce mois la moyenne de nuit a été de 7,41
La moyenne de jour de............. 4,41

Le maximum a été le 11 au s. 19,
Le minimum du 21 au 31 de... 0,

En Octobre 7 jours ont dépassé la moyenne.
24 jours sont inférieurs à cette moyenne.

La quantité d'ozone a été plus grande la nuit 17 fois sur 22.

Elle a été inférieure la nuit 4 f. sur 22.

Elle a été égale 9 jours.

Observations Ozonométriques faites au Havre
Du 1er au 30 Novembre 1860.

	Matin.	Soir
1	3	7
2	0	0
3	0	0
4	0	0
5	6	8
6	0	0
7	13	0
8	0	0
9	0	0
10	0	0
11	0	0
12	0	0
13	0	0
14	0	0
15	15	2
16	9	0
17	0	10
18	8	2
19	0	3
20	0	0
21	0	0
22	13	0
23	0	0
24	0	0
25	0	0
26	0	0
27	0	0
28	5	0
29	0	0
30	0	0

Pendant ce mois la moyenne de nuit a été de.......................... 2,40

La moyenne de jour de........... 1,06

Le maximum a été de 15 le 15.

Le minimum une partie du mois a été de................ 0,00

En Novembre 6 jours ont dépassé la moyenne.
et 24 j. sont inférieurs.

La quantité d'ozone est toujours sensiblement plus forte la nuit.

Observations Ozonométriques faites au Havre

Du 1er au 31 Décembre 1860.

	Matin.	Soir.
1	0	0
2	7	0
3	0	0
4	0	0
5	0	0
6	0	0
7	0	8
8	4	0
9	8	9
10	13	0
11	0	0
12	9	7
13	9	0
14	0	0
15	0	0
16	0	0
17	0	14
18	0	0
19	0	8
20	2	0
21	12	10
22	13	11
23	9	2
24	5	3
25	2	9
26	13	0
27	0	0
28	10	0
29	0	0
30	15	9
31	11	8

Pendant ce mois la quantité d'ozone a été en moyenne la nuit de 4,58
le jour de 3,19

La moyenne du jour et de la nuit réunis de............................ 3,88

Le maximum a été le 30 de.... 15
Le minimum 0 une partie du mois.

La quantité d'ozone a été plus grande la nuit 14 sur 19,

Inférieure le jour...... 5 jours,
égale pendant....... 12 jours.

Observations Ozonométriques faites au Havre

Du 1er au 31 Janvier 1861.

	Matin.	Soir.
1	6	4
2	2	0
3	0	0
4	0	6
5	2	0
6	0	0
7	0	0
8	0	0
9	0	0
10	0	0
11	0	0
12	0	0
13	0	0
14	0	0
15	0	0
16	0	0
17	5	3
18	1	0
19	0	0
20	0	0
21	0	0
22	0	0
23	0	0
24	0	0
25	0	8
26	2	0
27	0	0
28	0	0
29	0	0
30	0	0
31	0	0

Pendant ce mois la quantité d'ozone a été en moyenne pendant le jour de,........................ 0,70
la nuit de......................... 0,58

La moyenne du jour et de la nuit réunis de............... 0,64

Le maximum a été de 8 le 25.
Le minimum — de zéro une partie du mois.

La quantité d'ozone a été plus grande la nuit 6 jours.
Inférieure.... 2 —
Égale.......... 23 —

Observations Ozonométriques faites au Havre

Du 1er au 28 Février 1861.

	Matin.	Soir.
1	0	0
2	10	0
3	5	0
4	0	5
5	10	2
6	6	7
7	10	0
8	0	0
9	0	0
10	16	6
11	12	6
12	2	2
13	10	4
14	0	2
15	2	4
16	10	0
17	0	0
18	0	0
19	0	0
20	6	15
21	9	9
22	9	0
23	0	0
24	20	21
25	21	10
26	8	3
27	5	2
28	8	3

Pendant ce mois la quantité d'ozone a été en moyenne pendant
la nuit 6,39
le jour 3,60

La moyenne du jour et de nuit réunis 4,99

Le maximum a été de 21 le 24 et le 25,
Le minimum — de 0 pendant plusieurs jours.

La quantié d'ozone a été plus grande
la nuit 14 fois,
inférieure — 5 —
égale — 9 —

Tableau Graphique des Variations Diurnes et Nocturnes de l'ozone atmospherique en Juillet, 1860.

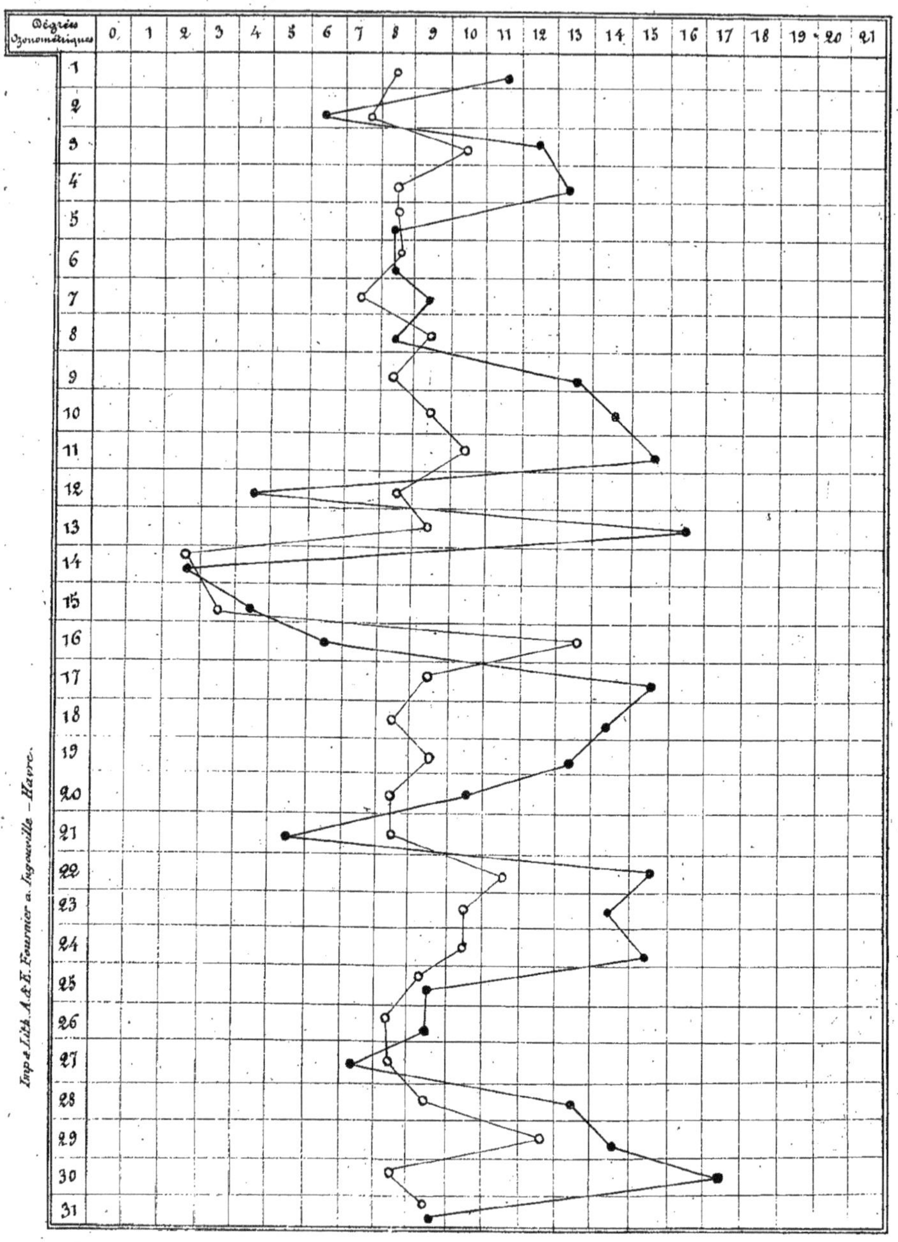

• Le noir indique les variations nocturnes.

∘ Le blanc " " " diurnes.

Variations diurnes et nocturnes réunies Juillet 1860.

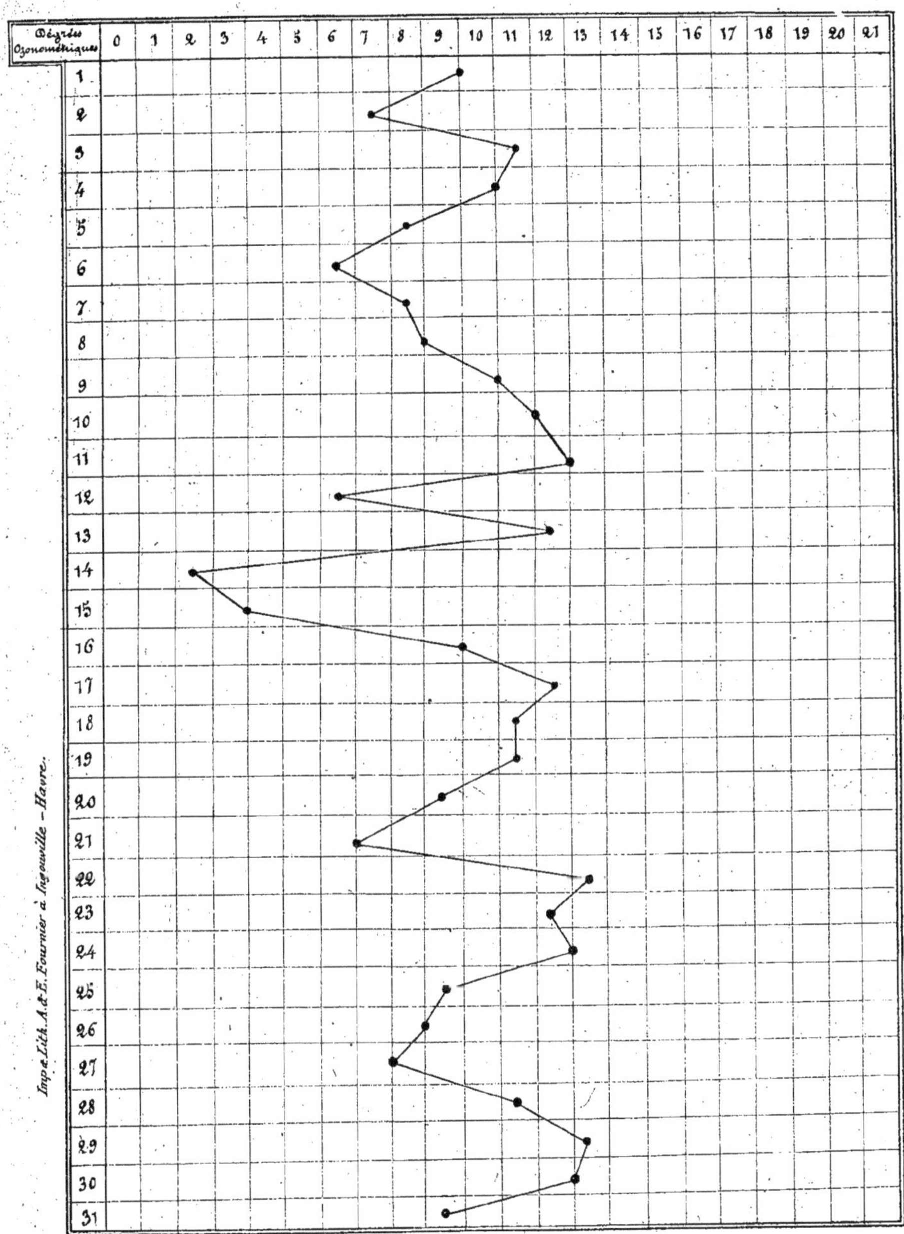

Tableau Graphique des Variations Diurnes et Nocturnes de l'ozone atmosphérique en 7bre 1860

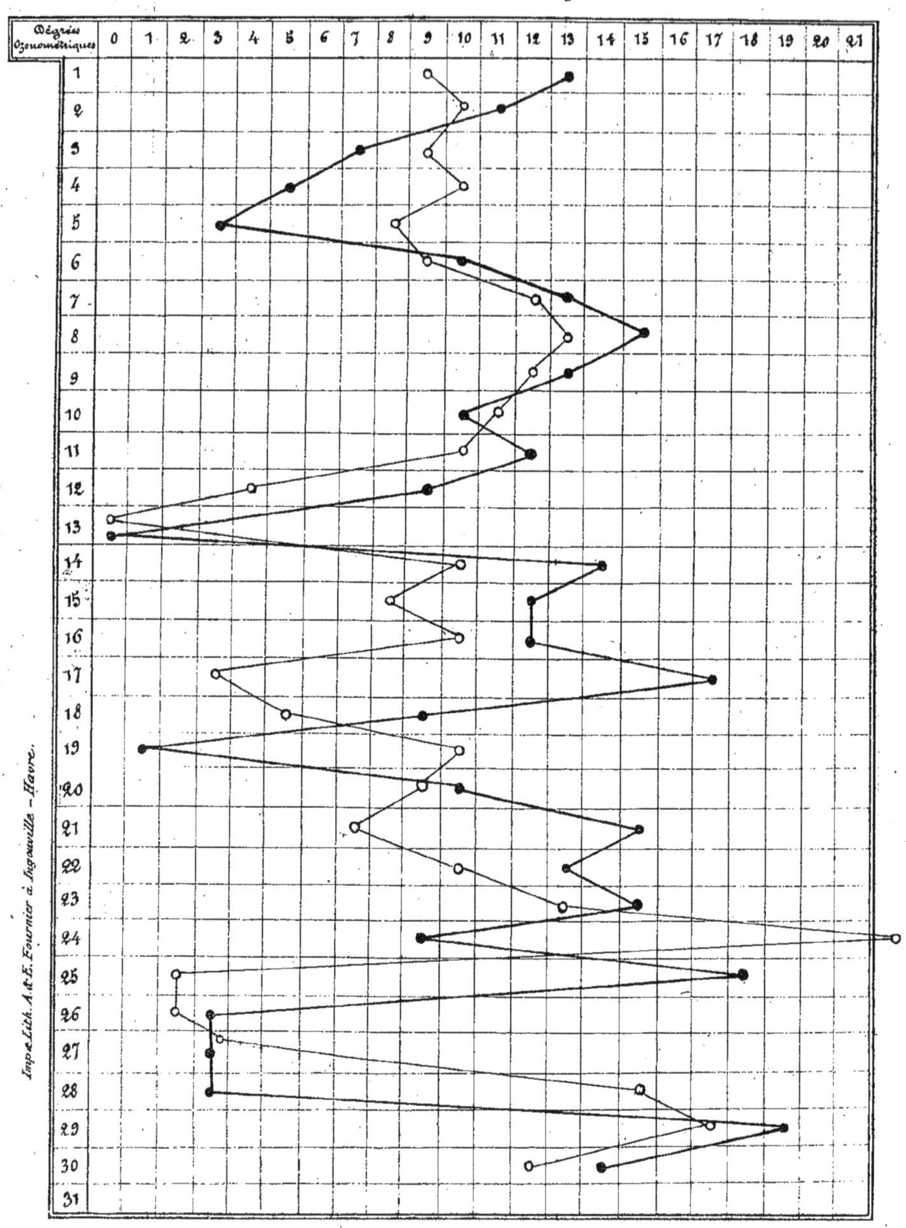

• Le noir indique les variations nocturnes.

◦ Le blanc " " " diurnes.

Variations diurnes et nocturnes réunies. 7bre 1860.

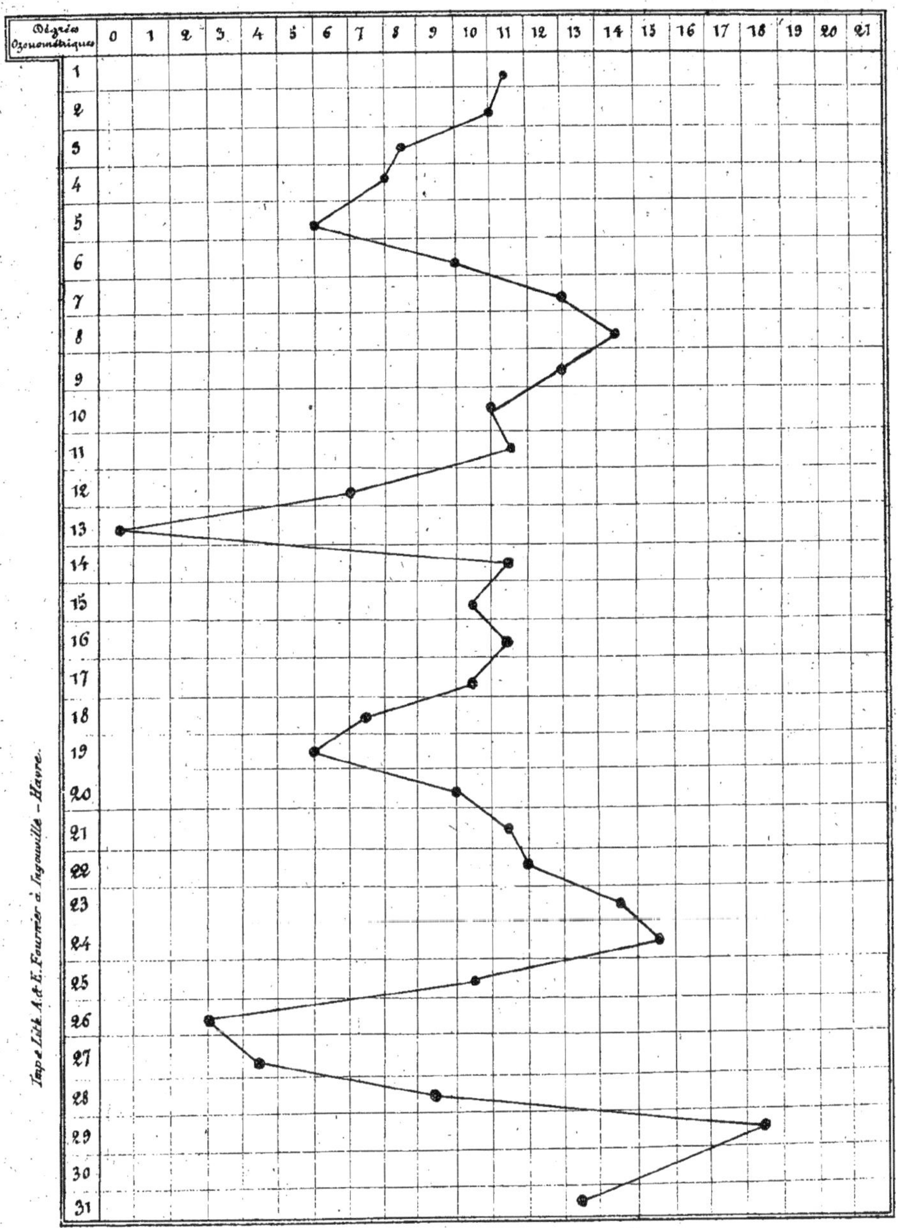

Tableau Graphique des Variations Diurnes et Nocturnes de l'ozone atmosphérique en 8bre 1860.

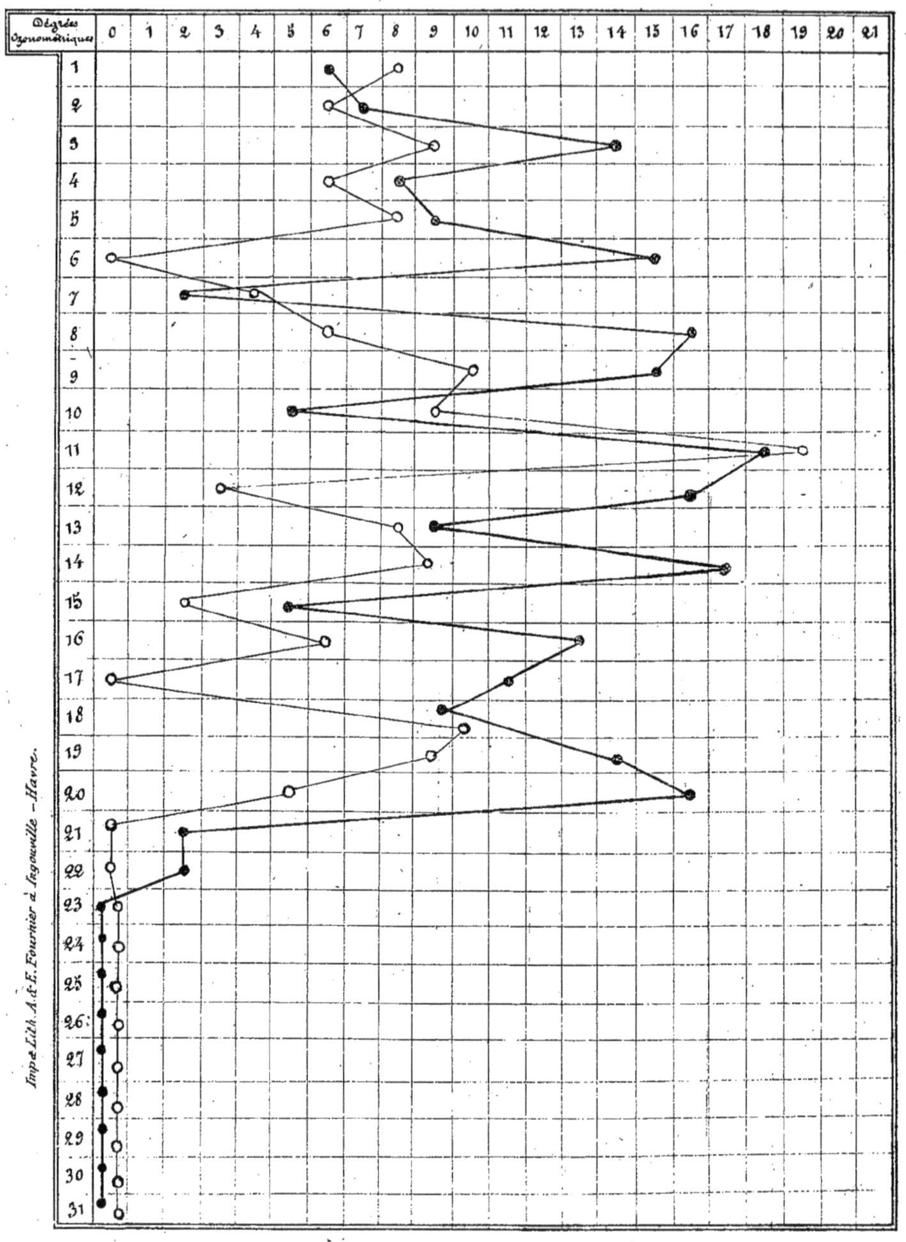

• Le noir indique les variations nocturnes.

∘ Le blanc „ „ „ diurnes.

Variations diurnes et nocturnes réunies. 8bre 1860.

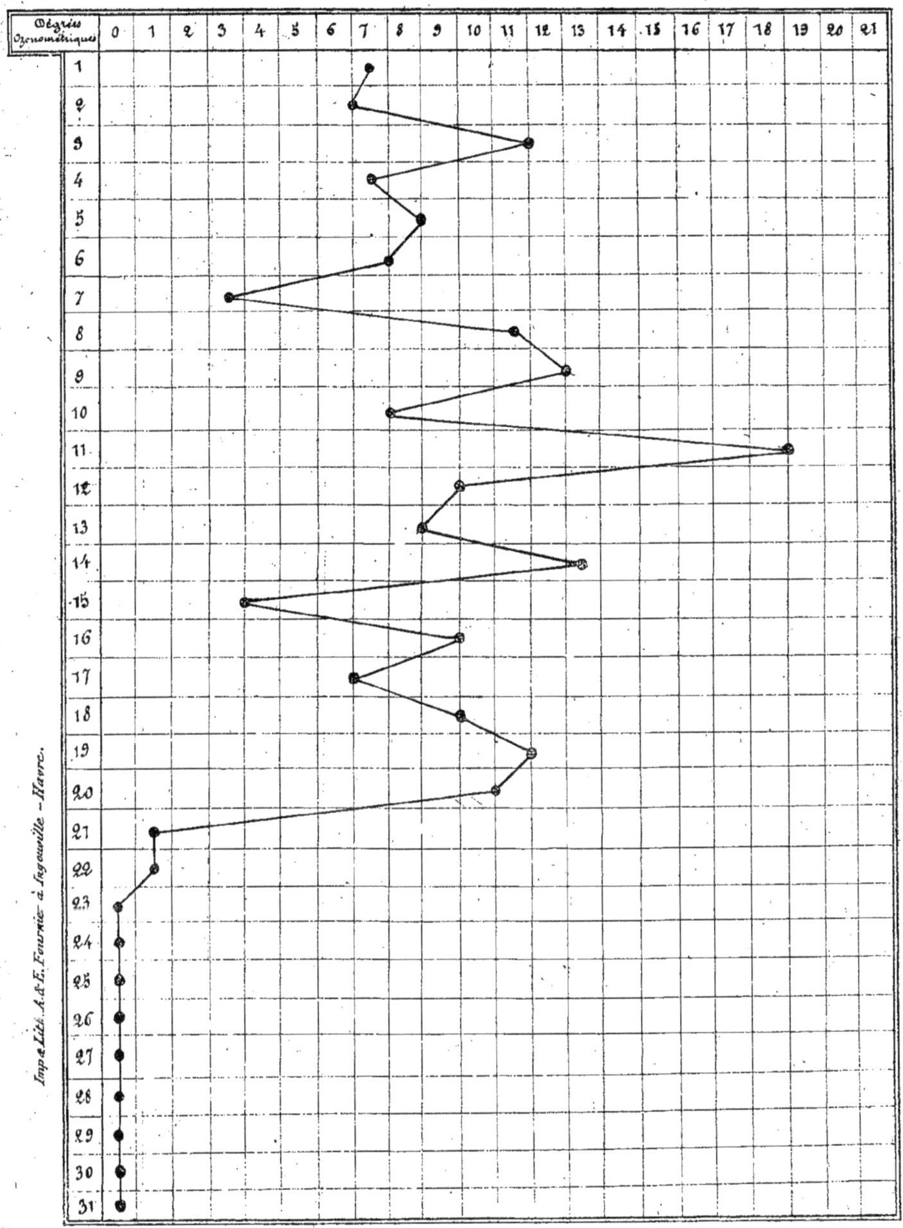

Tableau Graphique des Variations Diurnes et Nocturnes de l'ozone atmosphérique en 9bre 1860.

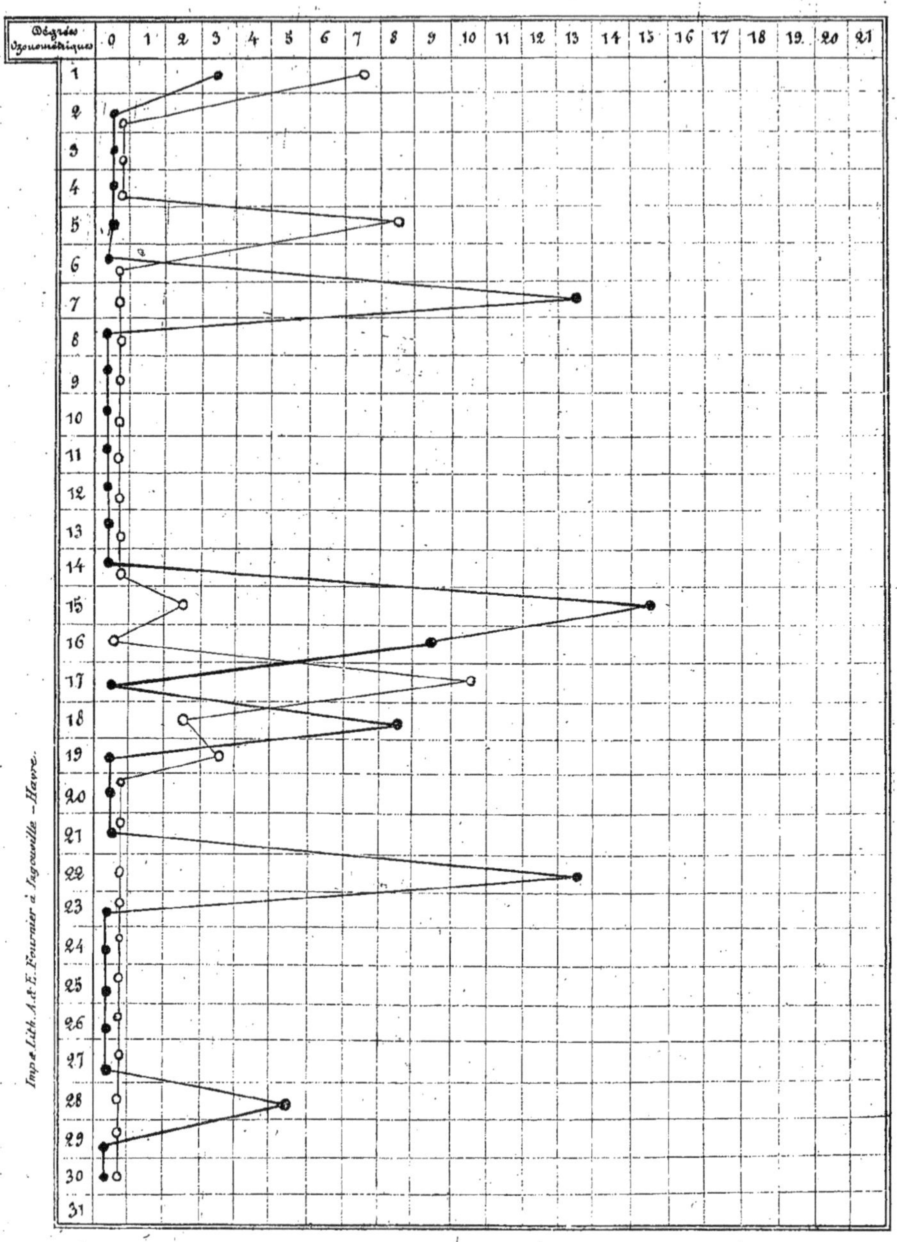

• Le noir indique les variations nocturnes.

○ Le blanc " " " diurnes.

Variations diurnes et nocturnes réunies, 9bre 1860.

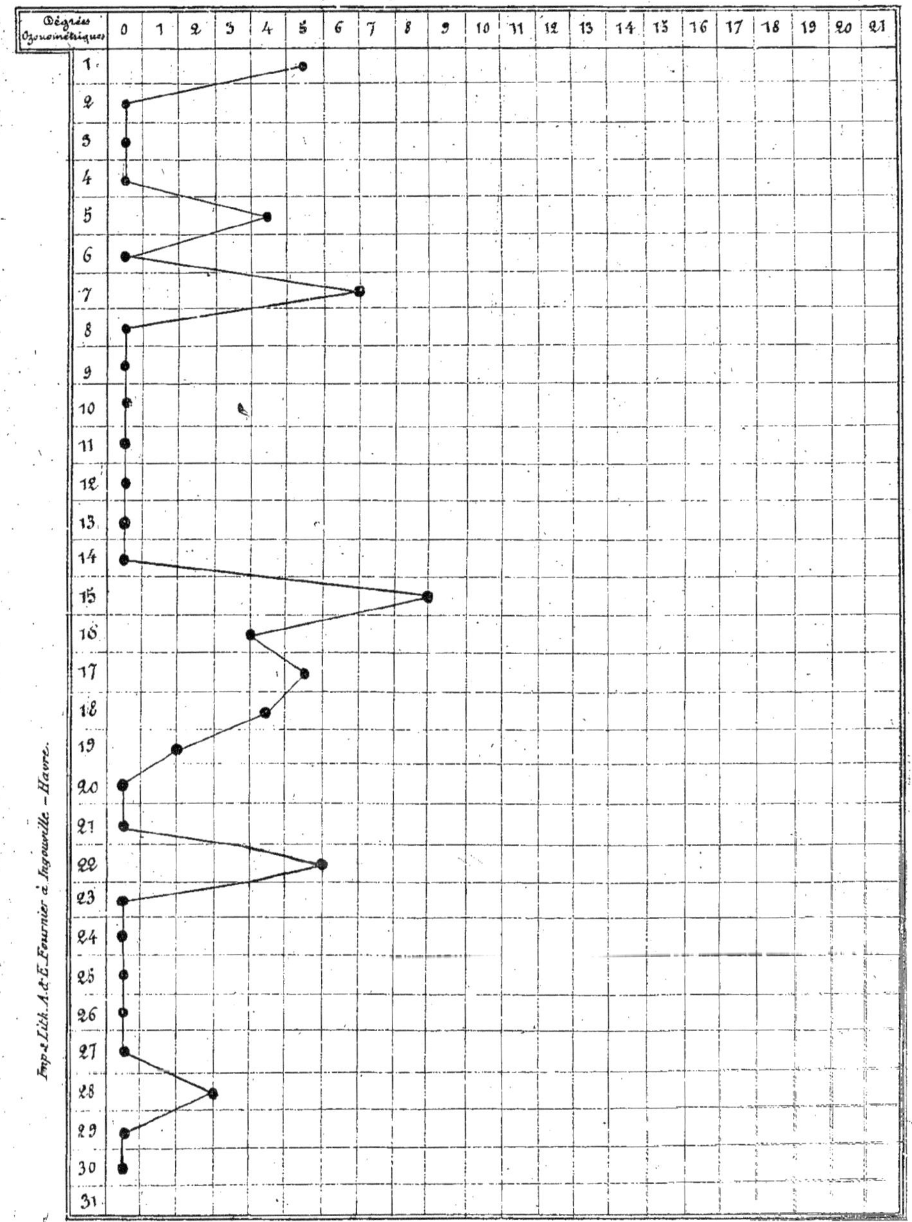

Tableau Graphique des Variations Diurnes et Nocturnes de l'ozone atmosphérique en X^{bre} 1860

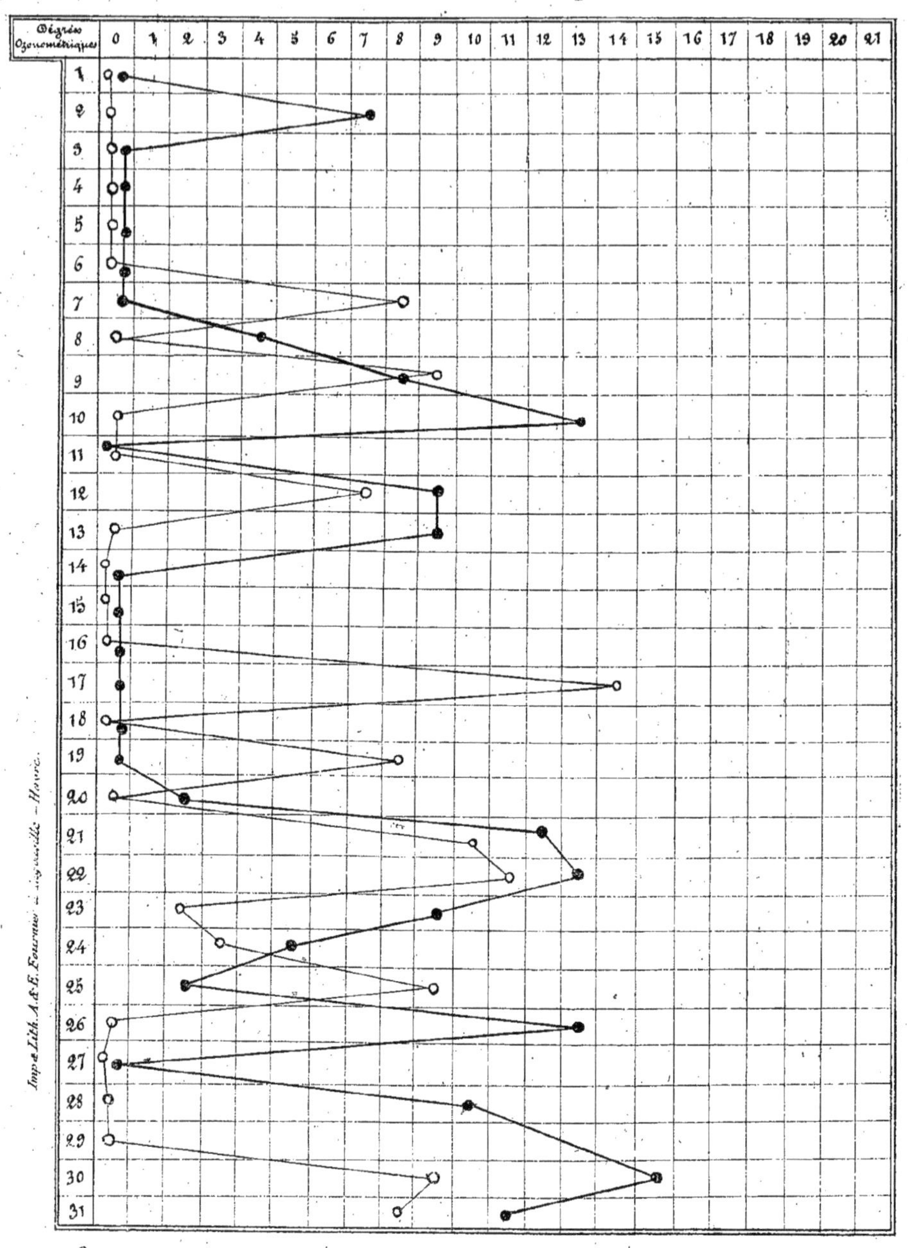

● Le noir indique les variations nocturnes.

○ Le blanc " " " diurnes.

Variations diurnes et nocturnes réunies Xbre 1860.

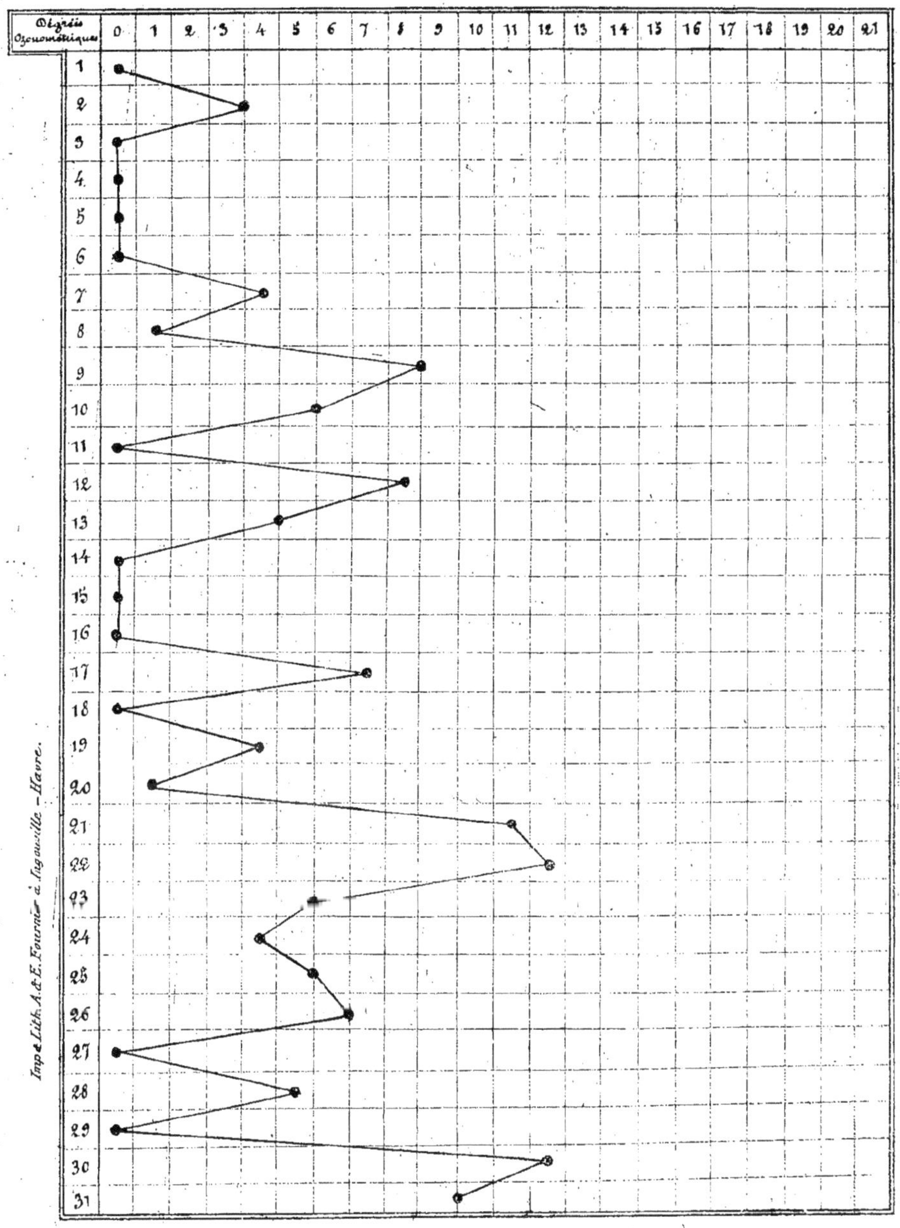

Tableau Graphique des Variations Diurnes et Nocturnes de l'ozone atmosphérique en Janvier 1861.

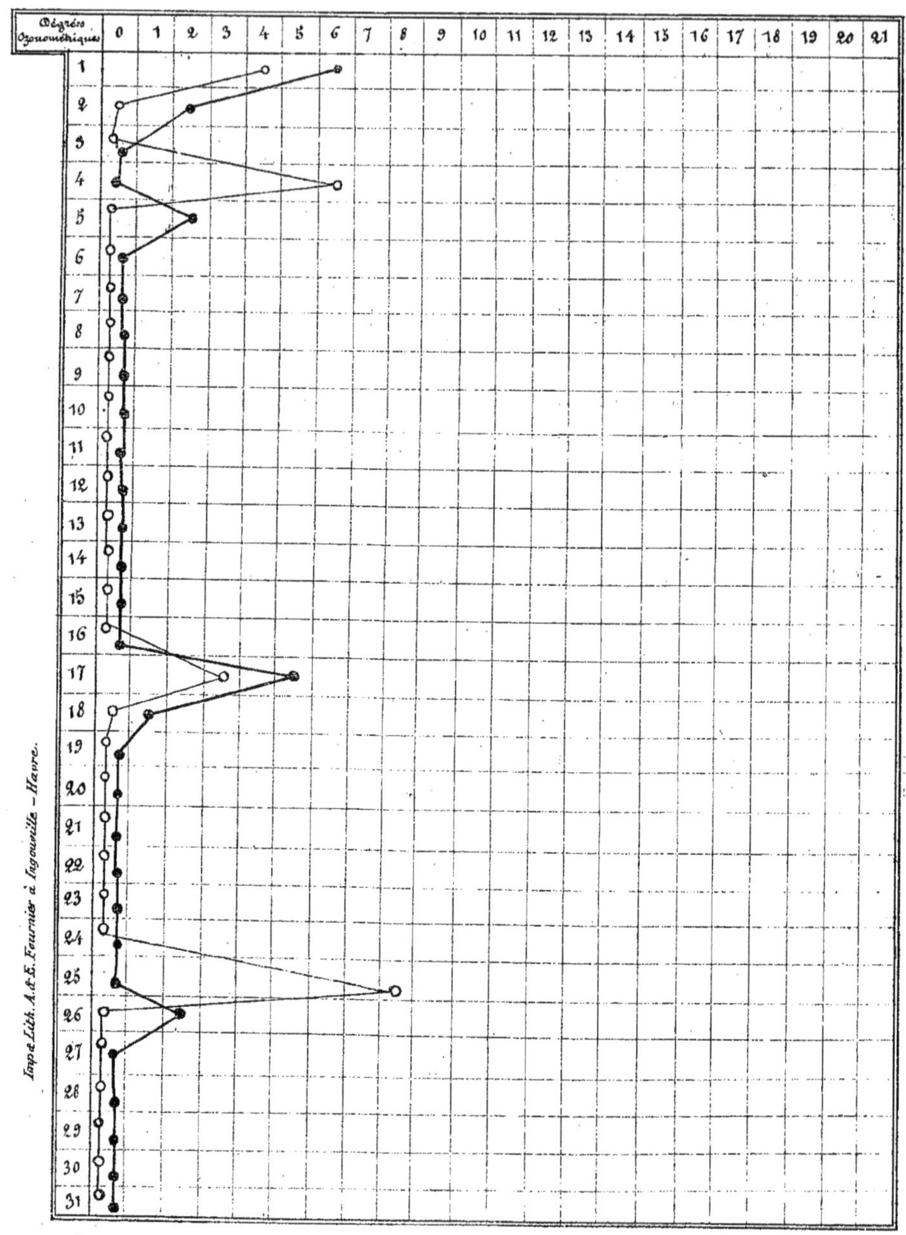

• Le noir indique les variations nocturnes.

∘ Le blanc " " " diurnes.

Variations diurnes et nocturnes réunies. Janvier, 1861.

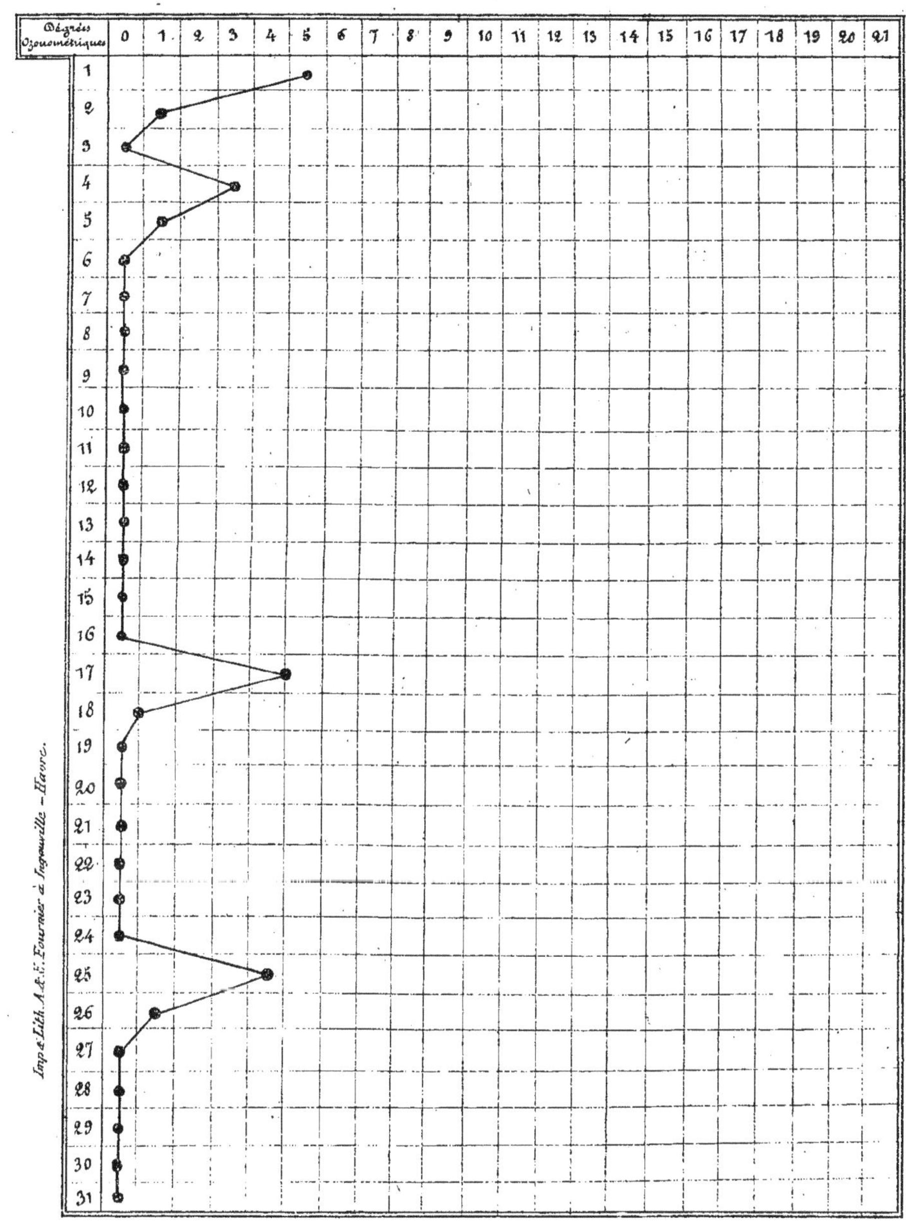

Tableau Graphique des Variations Diurnes et Nocturnes de l'ozone atmosphérique en Février, 1861.

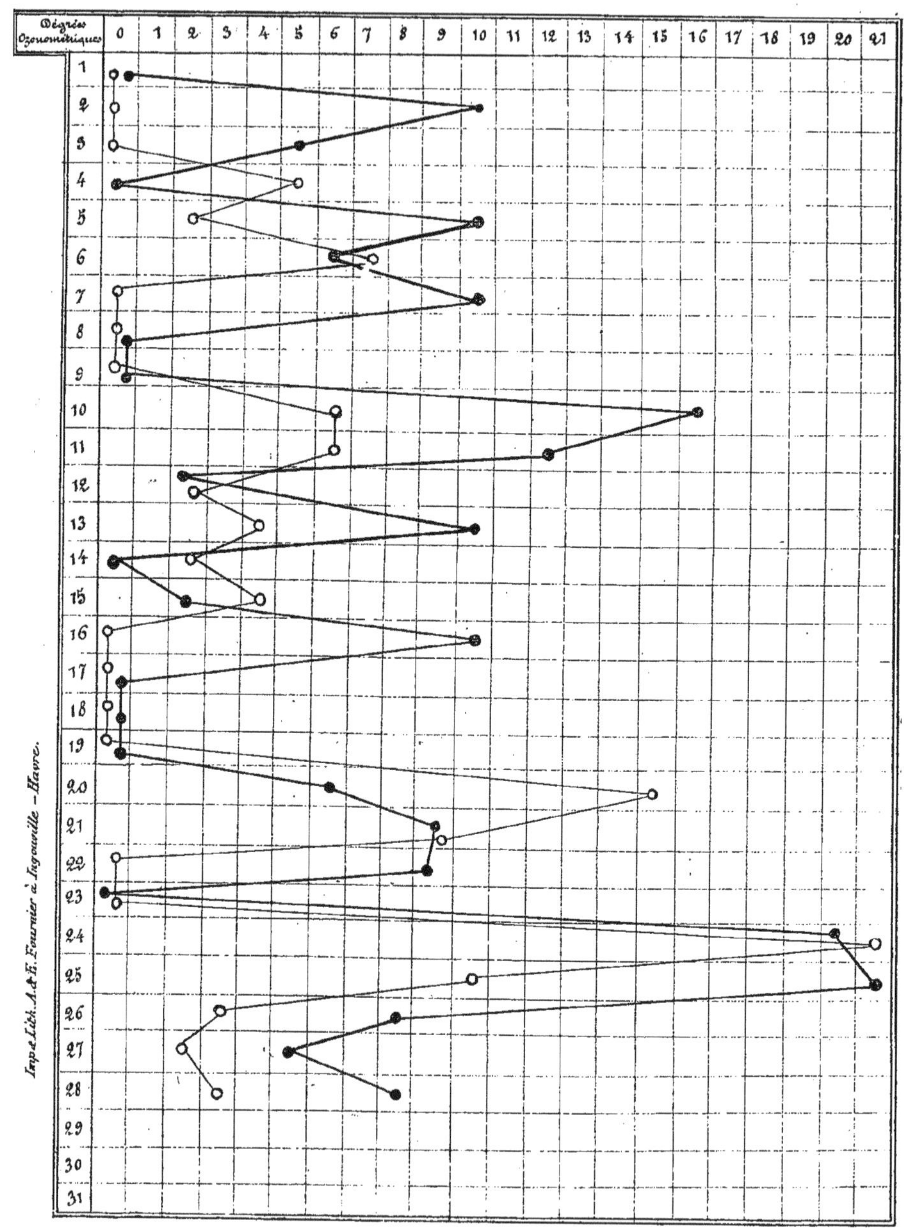

• Le noir indique les variations nocturnes.
∘ Le blanc " " " diurnes.

Variations diurnes et nocturnes réunies. Février, 1861.

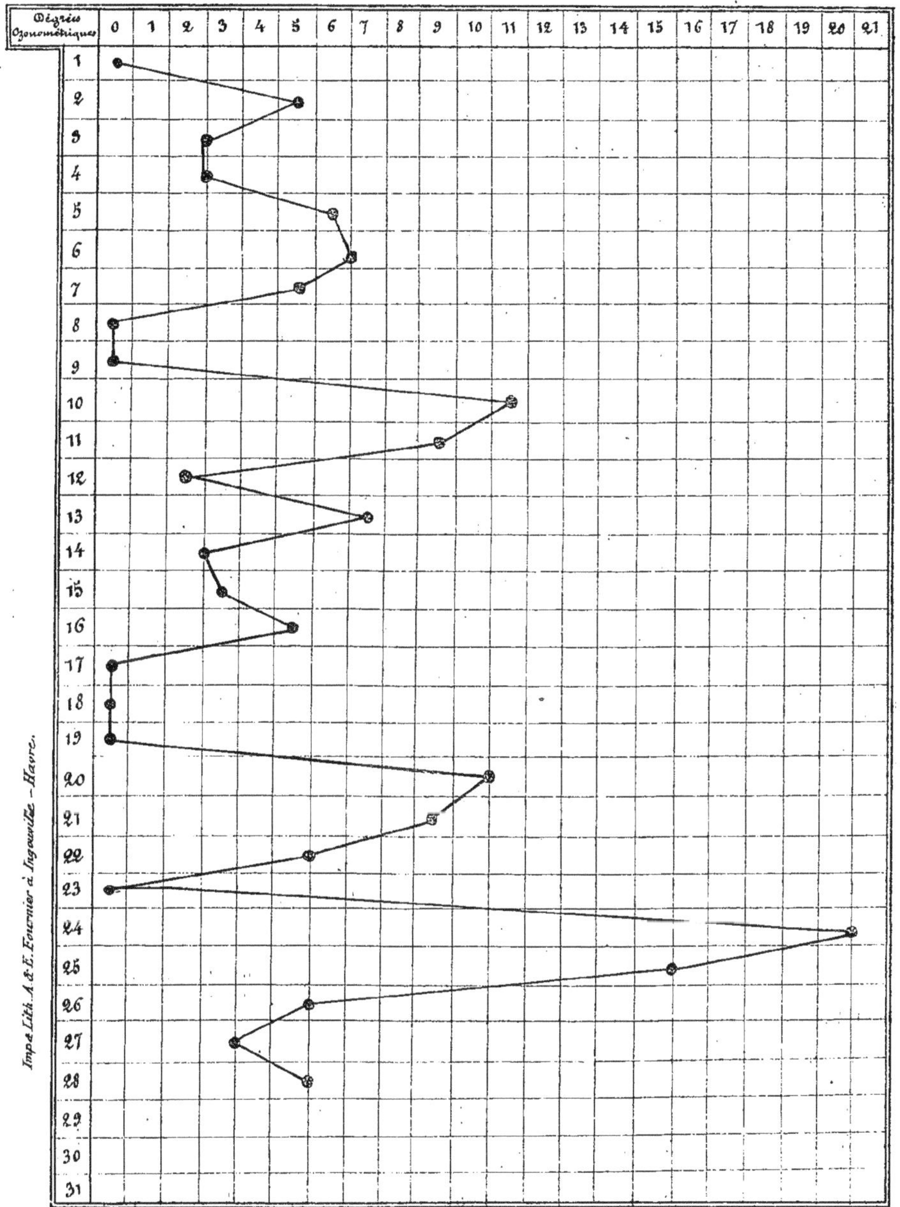

Tableau Graphique des Variations Diurnes et Nocturnes de l'ozone atmospherique en Août 1862.

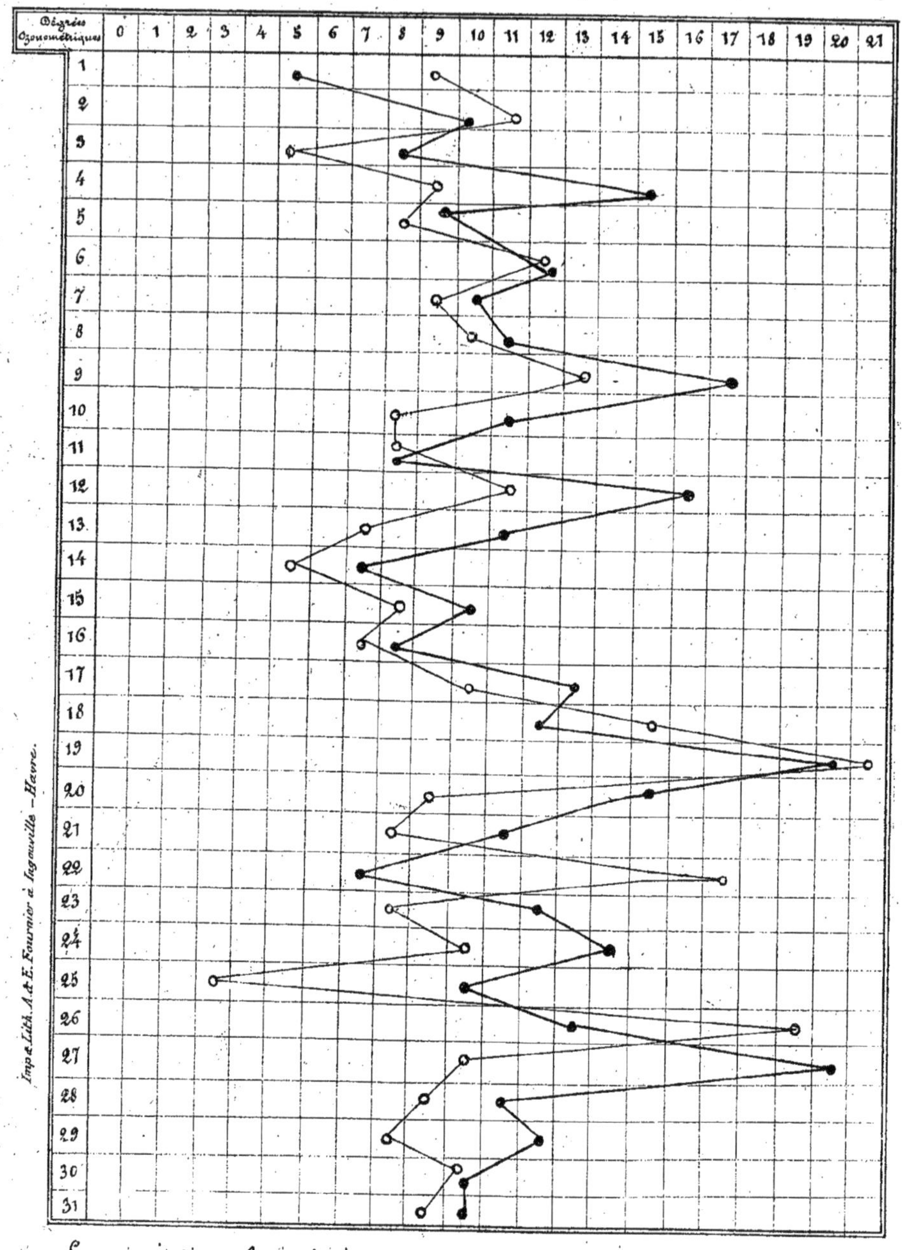

• Le noir indique les variations nocturnes.

◦ Le blanc " " " diurnes.

Variations diurnes et nocturnes réunies Août 1862.

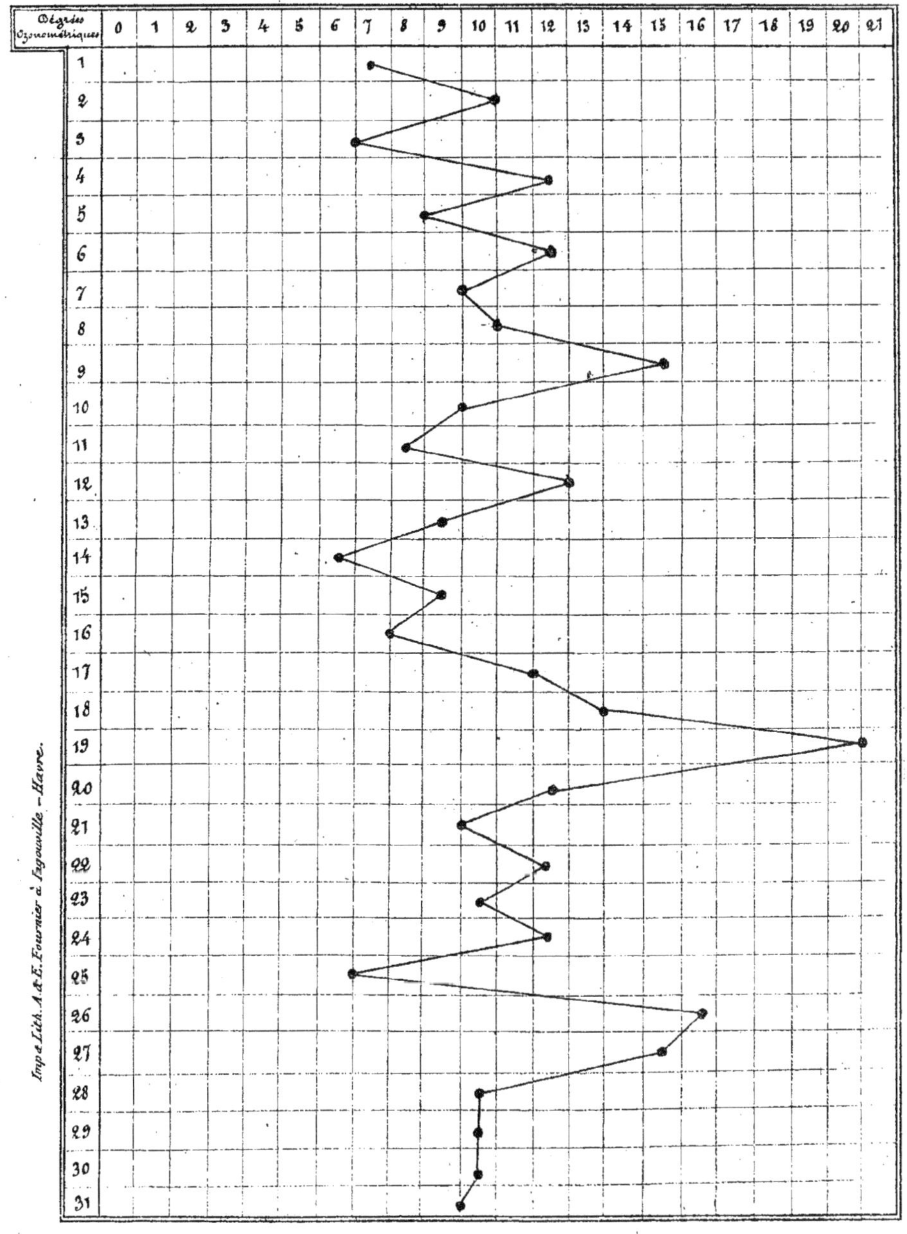

NOTE

Au point de vue médical, il m'avait paru d'abord très important de constater la présence de l'ozone, et c'est à ce point de vue surtout que j'avais entrepris mes expériences.

Mais comme vous le voyez par les trois derniers mois, le résultat est tout à fait insuffisant, la méthode d'essai est défectueuse puisque la présence de l'ozone dans l'air n'est accusée que dans le cas où l'état atmosphérique favorise par l'humidité la réaction du papier.

L'été dernier a été très pluvieux, aussi comme vous pouvez le voir par les tableaux ci-annexés, la quantité d'ozone est en général très considérable et a atteint plusieurs fois les limites de la gamme.

Mais par contre les trois derniers mois ayant été très secs, l'ozone a fait défaut, ou pour parler plus exactement sa présence dans l'air n'a pu être constatée par le papier dans le plus grand nombre de cas.

Les expériences de MM. Bérigny, Leblanc, ingénieurs, et Delanoy, viennent confirmer ces résultats. J'ai cru pour cette raison renoncer à des observations qui ne me paraissent plus avoir la même importance.

Havre — Imp. Lepelletier, place Louis-Philippe

www.ingramcontent.com/pod-product-compliance
Ingram Content Group UK Ltd.
Pitfield, Milton Keynes, MK11 3LW, UK
UKHW020446180726
13839UKWH00004B/1656